AF494562

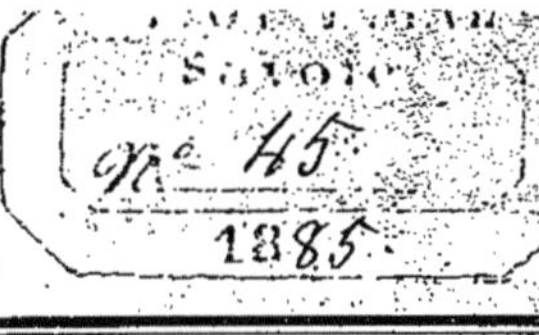

LES TRAVAUX

SUR LE

RHUMATISME ET LA GOUTTE

En 1884

Par le Docteur H. CAZALIS

Médecin à Aix (en Savoie)

PARIS

O. DOIN, éditeur, place de l'Odéon, 8

1885

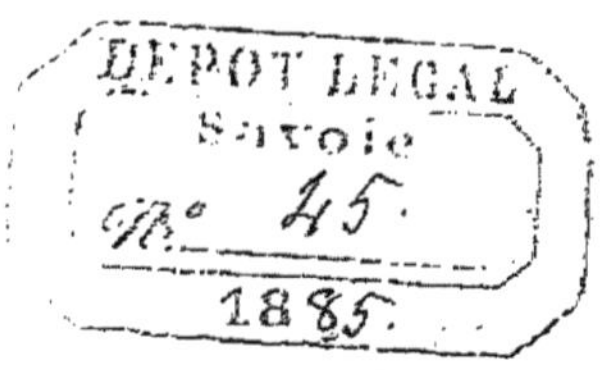

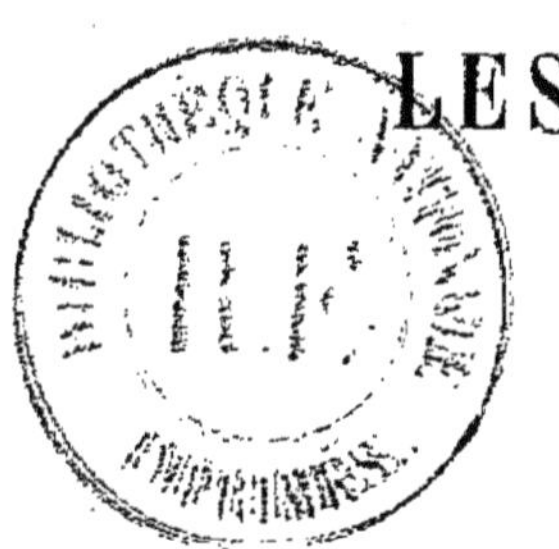

LES TRAVAUX

SUR LE

RHUMATISME ET LA GOUTTE

En 1884

Par le Docteur H. CAZALIS

Médecin à Aix (en Savoie)

PARIS
O. DOIN, éditeur, place de l'Odéon, 8

1885

Du même Auteur :

Aix en Savoie et Marlioz. — Étude médicale.

Le Traitement des Goîtres.

Quelques cas de Rhinites chroniques.

L'Eau de Challes et ses principales indications.

Pour paraître prochainement :

Les travaux sur les Maladies vénériennes, en 1884.

L'Acide Urique, sa physiologie et sa relation avec les calculs rénaux et la gravelle, par le Dr Garrod, trad. des *Lumleian Lectures*, en collab. avec le Dr Bouloumié, de Vittel.

LES TRAVAUX

SUR LE RHUMATISME ET LA GOUTTE

En 1884

Périostites rhumatismales éphémères.— (Communication de M. Verneuil au congrès de Blois, associat. franc. pour l'avancement des sciences). Aux périostites traumatiques, à frigore, infectieuses, et diathésiques, par syphilis et tuberculose, il faut ajouter des périostites rhumatismales, par congestion subite du périoste. Les unes sont éphémères, les autres persistantes; signalées déjà par M. E. Besnier, dans son beau traité du rhumatisme (art. Rhum. du dictionnaire encyclopédique de Dechambre), M. Tessier, M. Potain, d'autres praticiens encore les ont également observées.

Ces périostites de M. Verneuil sont à rapprocher des nodosités rhumatismales de M. Troisier. (Voir son intéressant travail dans l'*Union médicale*, 1884, XXXVIII, 385, 393, 425, 453.)

Les nodosités rhumatismales, signalées par M. Troisier, étaient en rapport avec le périoste, mais aussi avec les tendons et les aponévroses.

Les nodosités, observées par M. Féréol, étaient cutanées, siégeant dans la profondeur de la peau, elles étaient éphémères et n'étaient pas douloureuses. Les nodosités rhumatismales de M. Troisier et de M. Verneuil ont une durée plus ou moins longue. Il faut distinguer ces nodosités persistantes de celles de la syphilis ou de la goutte; et ces nodosités éphémères de l'urticaire tubéreuse, observée quelquefois après l'ingestion du salicylate de soude.

Œdèmes arthritiques. — (Thèse de M. Testelin, 1884.) Les œdèmes qui apparaissent chez les arthritiques-rhumatisants, goutteux, femmes arthritiques à l'époque surtout de la ménopause peuvent se diviser en deux classes :

1° L'œdème inflammatoire et douloureux;

2° L'œdème non inflammatoire et non douloureux.

L'œdème inflammatoire est l'œdème pseudo-phlegmoneux de MM. Kirmisson et Guyon, qui a tout l'aspect d'un phlegmon, mais se résout sans suppuration par le repos et la simple application d'un liniment. Les membres sont leur siége de prédilection.

C'est une fluxion par trouble des vaso-dilatateurs, comme en produit souvent cette diathèse si facilement congestive.

L'œdème inflammatoire prend parfois aussi l'apparence de nodosités mobiles sous le doigt, chaudes et douloureuses, et qui se montrent surtout près des articulations. Leur durée peut être assez longue.

L'œdème non inflammatoire et non douloureux, fugace, erratique, s'évanouit rapidement, comme il est apparu. Il prend la forme de plaques ou de nodosités plus ou moins résistantes et mobiles sous le doigt. Ici nulle rougeur de la peau.

Rapport du lipome avec l'arthritisme. — (Dr Lardier, de Rambervilliers, *Revue méd. de l'Est*).

M. Lardier montre que dans l'étiologie du lipome, l'arthritisme a aussi sa part d'influence, et qu'il peut être atteint par le cancer. Ces faits seraient en faveur de la théorie de M. Verneuil, qui considère l'arthritisme comme une diathèse néoplasique.

On se rappelle les pseudo-lipomes sus-claviculaires du professeur Verneuil, qui se manifestent dans le triangle sus-claviculaire par des tumeurs molles, bosselées, lentes dans leur développement, et finissant par prendre tous les caractères des lipomes, et qui apparaissent chez des arthritiques.

Diathèse néoplasique. — Le professeur Verneuil rattache à l'arthritisme sa diathèse néoplasique, renouvelant et confirmant ainsi certaines idées du Dr Bazin, à qui de plus en plus l'école de St-Louis rend justice.

M. Verneuil affirme l'unicité de la diathèse néoplasique. Chaque diathèse se manifeste par des néoplasmes, qui se produisent et qui évoluent aux dépens de l'organisme. Les néoplasmes de l'arthritisme seraient tantôt bénins, tantôt malins.

Il faudrait à ce sujet de larges enquêtes médicales, comme il en existe ailleurs pour élucider la pathogénie et l'évolution de certaines diathèses. L'Académie ou la Société de chirurgie devraient en prendre l'initiative. Est-ce à ces relations possibles entre l'arthritisme et le cancer qu'il faut attribuer le grand nombre de cancéreux, qui se rencontrent en Angleterre et surtout dans les pays marécageux, bas et humides. En 1881, on a compté dans ce pays 13,542 décès par le cancer. *(Roy. méd. and chir. Soc., 22 avr.)*

Angine de poitrine dans le cours du rhumatisme.

Le professeur Peter a insisté souvent sur une hypérémie rhumatismale du plexus cardiaque, hypérémie allant quelquefois jusqu'à l'inflammation et se manifestant par des accès d'angine de poitrine. Le Dr Martinet, un des élèves de M. Peter, a fait de cette hypérémie rhumatismale du plexus le sujet de sa thèse (in-8°, Delahaye.) Au milieu d'un rhumatisme articulaire aigu éclate un accès d'angine de poitrine. Le plus souvent ces accès sont nocturnes. Leur durée est d'une demi heure, parfois de quelques heures. Il est rare qu'il y en ait deux dans les 24 heures ; dans certains cas ils sont revenus toutes les nuits. Le plus fréquemment il y eut trois ou quatre accès dans le cours de rhumatismes, dont la durée fut de deux ou quatre septenaires.

La région précordiale reste à leur suite assez vivement endolorie, pour que la simple exploration par le doigt puisse faire souffrir le malade et provoquer même une attaque nouvelle.

Jusqu'ici les accès ont été observés toujours dans le cours d'un rhumatisme articulaire aigu. Mais rien ne s'oppose à l'hypothèse, que l'hypérémie rhumatismale puisse dans certains cas se fixer d'emblée sur le plexus cardiaque. Les malades de M. Peter ont tous survécu à ces accidents, qui cependant sont graves.

Une médication énergique doit être employée : d'abord sur la région préaortique, des émissions sanguines par les sangsues, les ventouses scarifiées; puis révulsion par les pointes de feu, les vésicatoires. Pendant et après l'accès, stimulants et toniques (éther, alcool, extrait de quinquina) ; suspendre le salicylate de soude, si l'on en faisait usage.

Des angines de poitrine (par Henri Huchard, in-8°, G. Baillière).

Livre excellent, et certainement l'un des travaux sur la pathologie interne les plus pratiques et les plus solides qui aient paru depuis des années.

Il n'y a pas une angine de poitrine : il y a des angines de poitrine.

L'angine vraie, celle dont on meurt, la maladie de Rougnon-Heberdeen, est celle qui est due à toute lésion capable de produire une ischémie cardiaque. Les autres angines de poitrines douloureuses sans doute, à répétitions fréquentes, mais qui ne tuent pas, sont celles des arthritiques, des neurasthéniques, des hystériques, des dyspeptiques, des malades atteints de dilatations cardiaques, etc.

Dans l'angine vraie, la lésion anatomique est le plus souvent une artérite oblitérante de l'aorte et des artères coronaires : c'est la théorie de M. Potain et de M. G. Sée.

Le cœur, lorsqu'il est tranquille, reçoit assez de sang pour son fonctionnement régulier; mais sous l'influence d'une fatigue, d'un effort, d'une émotion augmentant son activité, le sang alors est en quantité insuffisante pour l'accroissement du travail, et la claudication du cœur peut aboutir à la mort. Un spasme des artères coronaires, mais passager, à la suite d'intoxications, comme celle de la nicotine, peut produire aussi une attaque d'angine, par ischémie encore; mais ici l'ischémie fonctionnelle est moins grave, étant passagère, et elle a rarement une terminaison fatale. Les fausses angines de poitrine seront donc : les unes nerveuses, se rencontrant dans l'hystérie, la neurasthénie, l'hypochondrie, la maladie de Graves, et même l'épilepsie; les autres d'origine réflexe et en relation surtout avec des affections gastro-intestinales; les autres diathésiques, et elles s'observeront dans le rhumatisme, la goutte, le diabète, la syphilis ; quant aux angines toxiques, le thé, le café, l'alcoolisme, l'oxyde de carbone, l'impaludisme peut-être, mais le tabac surtout pourront les produire.

Ces angines plus bénignes ont des symptômes particuliers que M. Huchard analyse avec soin et distingue de ceux de l'angine vraie.

Chez les arthritiques, les pseudo-angines sont subitement et pour longtemps quelquefois remplacées par des phénomènes de même nature neuro-arthritique, sortes d'équivalents pathologiques, accès de tympanisme, d'œsophagisme, etc.

Des goutteux parfois ont les deux angines, l'artérite chronique pouvant s'ajouter chez eux à une névralgie du plexus cardiaque, ou à des troubles gastriques, affectant le cœur par action réflexe.

M. Huchard rattache encore à l'arthritisme l'angine de poitrine diabétique, étudiée par M. Vergely de Bordeaux; la plupart des diabétiques en effet sont des arthritiques, et cette angine du reste survit d'ordinaire à la glycosurie. Si l'on peut trouver dans la pathogénie des pseudo-angines le spasme des artères coronaires, l'on y trouve aussi des fluxions et des névralgies du plexus cardiaque, la dilatation des cavités du cœur, consécutive à des troubles dyspeptiques, ou au spasme plus ou moins étendu des artères périphériques.

Traitement des fausses angines :

Fausses angines rhumatismales, qui surviennent dans le rhumatisme articulaire aïgu : supprimer d'abord le salicylate de soude ; ventouses scarifiées ou sangsues, pointes de feu au niveau de la région cardio-aortique ; larges cataplasmes sinapisés sur les articulations pour y appeler ou rappeler la fluxion, frictions stimulantes sur tout le corps, injections de morphines et au besoin inhalations de nitrite d'amyle.

Traitement de l'angine de poitrine neuro-arthritique :

Là, au contraire, salicylate de soude à petites doses, 50 cent. ou un gramme par jour, pendant plusieurs mois quelquefois ;

Arsénicaux, actifs contre les phénomènes congestifs des névroses, et toniques du système nerveux ;

Aconitine associée au bromhydrate de quinine, par exemple chaque jour, à trois heures d'intervalle, trois pilules contenant un quart de milligramme d'aconitine, et immédiatement suivies de dix centig. de bromhydrate de quinine.

L'angine vraie, d'après M. Huchard, n'est pas cependant fatalement mortelle, et il en cite des guérisons obtenues, d'abord pendant l'accès, par les inhalations de nitrite d'amyle, les injections de morphine, les préparations de trinitrine ou de nitro-glycérine, et après l'accès par l'hygiène et l'emploi de l'iodure de potassium ou de sodium, ce puissant modificateur de l'artérite chronique.

Manifestations multiples du rhumatisme chez un même sujet. (Professeur Potain, Clin. de l'hôpital Necker, *J. de méd. et de chir. prat.*).—M. Potain revient volontiers toujours à ce sujet du rhumatisme qu'il connait si bien. A l'occasion d'un de ses malades, il attirait l'attention, dans une de ses leçons cliniques, sur quelquelques points intéressants du rhumatisme.

Il démontrait, une fois de plus d'abord, l'influence du surménage sur la localisation des manifestations rhumatismales, les douleurs accusées par le malade siégeant dans des muscles habituellement fatigués par lui.

La douleurdans la région cardiaque, dont se plaignent bien des rhumatisants, est très souvent d'origine intestinale et siège au niveau de l'angle formé par le colon tranverse et le descendant. On peut reconnaître alors, en interrogeant le malade, les symptômes anciens d'une entéro-colite chronique, se manifestant par des malaises après les repas, des gargouillements, de la constipation, ou de l'entéralgie avec sécrétions muqueuses ou muco-membraneuses, dans certains cas même de vrais phénomènes dysentériques, à début brusque, parfois nocturne. Cette entéro-colite n'est pas rare chez les arthritiques, chez les goutteux surtout.

Enfin M. Potain signalait aussi une double déformation des orteils, fréquente chez les rhumatisants.

Il s'agit d'abord d'une flexion forcée des orteils, état que Duchenne avait reconnu et dénommé la griffe pied-creux. La première phalange est renversée dans l'extension, ce qui produit des durillons au niveau de la tête des métatarsiens, et la seconde phalange est en flexion forcée, ce qui produit des durillons encore à la face supérieure des orteils, et les oblige à ne toucher le sol que par leur extrémité. Cet état tiendrait à une altération des interosseux, qui affaiblis ne feraient plus équilibre à l'action des extenseurs. La marche est bien entendu très gênée par cette déformation du pied. Mais il en est une autre, la flexion des orteils et surtout du premier orteil en dehors, qui selon nous est très commune, et parait en effet si bien tenir au rhumatisme, qu'elle est par quelques médecins d'Aix considérée comme un de ses signes distinctifs, faisant même dans un cas douteux pencher le diagnostic plutôt vers lui que vers la goutte. L'un de nos très dignes et distingués confrères, M. le Dr Demeaux, a fait à ce sujet des observations nombreuses, et il a longtemps insisté sur ce signe du rhumatisme chronique.

Presque toujours nous avons vu cette déformation prédominer du côté où le rhumatisme était le plus marqué. Il est beaucoup de rhumatisants en effet dont un côté est plus affecté que l'autre, et il existe même selon nous des *hémirhumatisants,* dont un côté longtemps reste seul affecté, ce qui paraît confirmer l'opinion de certains auteurs attribuant au système nerveux une grande part d'influence dans la production du rhumatisme.

La déformation du gros orteil en dehors produit ordinairement l'inflammation de sa bourse séreuse. M. Potain admet là encore une influence musculaire : et ce seraient les lombricaux qui dans ce cas seraient parésiés. D'après lui, l'altération des muscles précéderait en effet l'altération articulaire.

Pourra-t-on, en certains cas, faire de cette déformation un élément de diagnostic entre le rhumatisme et la goutte, comme le Dr Demeaux, d'abord, inclinait à le penser? c'est ce qu'un grand nombre d'observations nouvelles permettra de bientôt juger.

Déterminations rhumathoïdes chez les rhumatisants sous l'influence de la fatigue. (Dr Mathieu, Archives de médecine.)

Chez des malades surmenés par la marche ou qui portent des fardeaux trop lourds, à la fatigue des membres inférieurs s'ajoutent quelquefois des douleurs articulaires avec gonflement, surtout dans les genoux et les articulations médio-tarsiennes ou tibio-tarsiennes. La température monte à 38°, 39°; de vraies sueurs rhumatismales s'observent à ces extrémités; il existe parfois des points douloureux sur la colonne vertébrale au niveau de la partie inférieure de la région dorsale, et la pression au niveau du creux épigastrique est douloureuse aussi. En réalité, c'est le rhumatisme des sergents de ville, qu'autrefois a décrit Lasègue.

Dans un second type, une sciatique, et une sciatique double, s'ajoute aux précédents symptômes. Les ligaments latéraux des genoux, le tendon rotulien sont sensibles, et il existe des points douloureux plantaires.

Enfin dans un troisième type, on observe l'hydarthrose aiguë.

Dans ces trois formes, on peut voir à la peau une éruption purpurique ou de l'érythème papuleux.

Durée de l'affection : dix à quinze jours.

Affections rhumatismales de l'œil.— (Dr Parinaud, Société franc. d'ophthalmologie, session de 1884.)

Des kératites interstitielles, des choroïdites peuvent être aussi, comme les sclérites, d'origine rhumatismale, et doivent être par conséquent distinguées des mêmes affections dues à la syphilis.

Le traitement par le salicylate a souvent peu d'action. M. Parinaud lui préfère l'iodure de potassium à dose faible et surtout les fumigations ; nous ajouterons, dans les cas rebelles, un traitement balnéaire et les fumigations aux sources sulfureuses chaudes.

Rhumatisme articulaire aigu à début auriculaire.— (Dr Menière, bulletin de la Société franc. d'otologie.) Un homme bien portant se refroidit; vingt-quatre heures après, il sent une douleur violente dans le fond de l'oreille droite. L'examen otoscopique et les symptômes font porter le diagnostic d'osite moyenne. Le quatrième jour, éclate un rhumatisme articulaire aigu; dès ce moment l'oreille est mieux. M. Gellé a observé déjà des faits analogues.

Epilepsie d'origine arthritique. — M. B. Teissier de Lyon (Société de méd. de Lyon, *Lyon médical*), met l'arthritisme parmi les causes possibles de l'épilepsie.

Cette épilepsie est passagère, et cède facilement aux bromures. Elle s'observerait chez des goutteux et des rhumatisants, chez des descendants de goutteux ou de rhumatisants. M. Teissier aurait observé cette épilepsie, dont les crises seraient tantôt convulsives, tantôt vertigineuses seulement, à la fois chez des malades d'un âge avancé et chez des malades dans le jeune âge. Nous rappellerons que Garrod et Lynch ont observé aussi des attaques épileptiformes chez les goutteux. Voir enfin la thèse de M. Delanef (Paris 1883), écrite sous l'inspiration de M. Charcot, sur l'épilepsie tardive.

Pathogénie des dilatations veineuses, pulmonaires et annulaires (Dr Heulz, thèse). — Une asthénie du tissu conjonctif produisant des dilatations veineuses (varices, hémorrhoïdes), des dilatations annulaires par laxité des anneaux fibreux, causes des hernies, et des dilatations de vésicules pulmonaires, causes de l'emphysème pulmonaire, peut être héréditaire ou acquise. Quand elle est acquise, c'est chez les arthritiques et les scrofuleux, ou encore dans des cas de misère physiologique, qu'on l'observe. Souvent chez les arthritiques elle est héréditaire.

Ce travail de M. Heulz est intéressant et dépasse la portée ordinaire. Il est très vrai (et l'on a pas selon nous assez insisté sur toutes ces relations) qu'on rencontre fréquemment réunies chez les arthritiques des hémorrhoïdes, des varices et de l'emphysème. Chez eux en effet le tissu conjonctif semble presque toujours de résistence moindre.

Chez ces mêmes malades, M. Heulz a observé quelquefois aussi la dilatation de l'estomac. C'est que dans bien des cas, selon nous, la dilatation de l'estomac dérive de l'arthritisme, et non l'arthritisme de la dilatation de l'estomac. On conviendra qu'il est tout naturel de la rencontrer chez des malades offrant cette asthénie du tissu conjonctif. Il nous semble de plus en plus probable qu'une altération, une malformation du tissu conjonctif, et le plus souvent congénitale, est l'une des marques de la diathèse arthritique ou rhumatismale, et cette asthénie expliquerait un très grand nombre des accidents morbides qui se rattachent à cette diathèse.

La dilatation de l'estomac (par le prof. Bouchard, *Société médicale des Hôp.*, *Semaine médicale*, Juin 1884).

M. Bouchard a reconnu la dilatation de l'estomac, chez le tiers des malades; elle se révèlerait par un bruit de clapotement, perçu en percutant le matin à jeun la paroi abdominale relachée, audessous du milieu d'une ligne qui réunirait l'ombilic au rebord costal inférieur gauche.

Cette dilatation de l'estomac gênant l'élaboration de la masse alimentaire, ce défaut d'élaboration favoriserait la production des fermentations et la multiplication des éléments figurés qui sont incessamment introduits avec les aliments.

Il en résulterait des produits toxiques, donnant naissance à un grand nombre de troubles morbides, attribués jusqu'ici à un état diathésique, à l'arthritisme, surtout, et dont la dilatation de l'estomac serait ainsi l'origine.

M. Bouchard distingue en plusieurs groupes ces phénomènes pathologiques : il reconnait une forme *dyspeptique* avec tympanisme, éructations, pyrosis, etc., une forme *entéritique*, avec constipations, céphalée, entérite glaireuse, fluxions hémorrhoïdaires; une forme *hépatique*, avec tuméfaction congestive du foie qui peut produire la mobilité et l'abaissement du rein droit et fait préférer au malade le décubitus latéral gauche, des formes *larvées* à type névrosique, se manifestant par des migraines, une sensation de cercle autour de la tête, une diminution de l'énergie, un affaiblissement de l'attention et de la mémoire, du priapisme nocturne, du strabisme passager, de l'engourdissement des membres, des vertiges, des hallucinations de la vue, tristes, mais non grotesques ni terrifiantes, de l'aphasie transitoire, des palpitations, de la dyspnée, des accès d'angine de poitrine, des battements cervicaux, rétrosternaux, etc. ; une forme *cardiaque*, qui peut s'accompagner de lésions organiques et d'altérations vasculaires, surtout de phlébites spontanées ; une forme *arthritique*, où se font remarquer surtout des nodosités articulaires de la seconde phalange ; une forme *rénale*, comportant trois variétés, l'ectopie du rein, les hémorrhagies rénales, l'albuminurie, par néphrite, et se révèlant aussi par des sédiments uratiques, de la glycosurie et de l'albuminurie passagères, de la peptonurie ; une forme *dermatoïde*, avec des sueurs fétides, de l'eczéma des mains, de la face et du cuir chevelu, de l'urticaire, de l'acnè rosacea, du pityriasis versicolor ; une forme *pulmonaire*, avec des accès d'asthmes, des bronchites sibilantes ; et M. Bouchard ajoute à ces accidents du côté de l'appareil respiratoire des coryzas ; enfin une forme *consomptive*, qui se présente, à l'état aigu, sous l'apparence d'une fièvre nerveuse ou d'une tuberculose en puissance, et à l'état chronique sous l'apparence de l'hypochondrie, d'une paresse, d'une langueur invincibles, etc. Toutes ces formes très finement analysées, on les reconnait en effet, mais pour les avoir rencontrées chez des arthritiques; et pour nous la question est celle-ci, l'arthritisme, ce qu'on nomme l'arthritisme, avec tous ses symptômes, est-il donc une conséquence de la dilatation de l'estomac, ou cette dilatation ne serait-elle pas elle-même, avec tous ces phénomènes concomitants, un des effets de l'arthritisme ? Il faudrait établir que la dilatation de l'estomac précède tous ces phénomènes, que par exemple il n'y a pas de nodosités de la seconde phalange sans cette dilatation et antérieure à elles : or cette preuve n'est pas faite encore.

Selon nous, la dilatation de l'estomac et la dyspepsie seraient dues à l'arthritisme, et non l'arthritisme à la dilatation de l'estomac. M. Bouchard ne donne pas la cause de cette dilatation : or chez les arthritiques on observe souvent des dilatations analogues, par faiblesse et malformation congénitales sans doute, du tissu conjonctif (varices, emphysème, etc.). Quant à la dyspepsie qui l'accompagne, qui la suit ou la précède peut être, nous admettrons volontiers qu'elle puisse, comme le dit M. Bouchard, produire par certaines fermentations des substances nuisibles, véritable poison pour l'organisme, dont l'intoxication se manifeste alors par certains de ces phénomènes, si bien observés par lui. Mais si chez un rhumatisant certains symptômes du rhumatisme chronique, et par exemple les nodosités des phalanges, précédent la dyspepsie, au lieu d'être précédés par elle, que devient l'ingénieuse théorie de M. Bouchard ?

Comme M. Dujardin-Beaumetz l'a justement remarqué, l'hypothèse de M. Bouchard ressemble à celle de Beau, qui faisait de la dyspepsie la cause prédisposante ou efficiente de la plupart des états morbides. De plus M. Dujardin-Beaumetz ne croit pas que le clapotement, même limité, soit un signe pathagnomonique de la dilatation.

Sciatique

Le Dr Hutchinson a prétendu que dix-neuf fois sur vingt l'on confondait la névralgie sciatique avec des lésions articulaires de la hanche, ce qui est excessif, en France du moins. Pour le Dr Buzzard, le médecin distingué du Paralytic hospital à Londres, on confond souvent avec elle des myalgies, des rhumatismes musculaires ou des inflammations du tissu intermusculaire.

La sciatique vraie est à distinguer aussi de certaines douleurs de l'ataxie locomotrice, ou de douleurs provoquées par un engorgement des ganglions, par des hernies, par d'anciens traumatismes, etc. Chez la femme il faut songer aux troubles et aux lésions de l'utérus. Il faut dans le diagnostic penser encore à l'ostéo-arthrite de la hanche. Chez les vieillards surtout, il faut par la rotation du membre s'assurer si l'on n'est pas en présence d'une arthrite coxo-fémorale de nature rhumatismale. Il faut songer aussi à la néphralgie possible et aux calculs ; enfin dans l'étiologie, aux causes générales, à la malaria, à l'anémie, à la syphilis.

Si la douleur est bilatérale, il faut penser à une myélite inférieure, en relation avec une affection chronique, ou à un ancien traumatisme, à une chute par exemple, à une commotion de la moelle.

Les sciatiques doubles peuvent avoir également pour cause un déplacement de l'utérus, un fibrome, pesant sur les parois du bassin, ou un cancer, etc. M. Buzzard conseille, au début de la sciatique vraie, le repos sur le côté sain, le régime lacté et végétal, avec un gramme de salicylate toutes les trois ou quatre heures, pendant quelques jours; le salicylate sera dilué dans de l'eau de Pougues; l'iodure de potassium est indiqué aussi; plus tard, les courants continus : le pôle positif au bas de l'épine ou sur la hanche, et le négatif sur le pied; il faut laisser les rhéophores pendant un quart d'heure au plus; bains chauds, sources thermales, frictions et massage.

S'il reste pendant longtemps encore de l'endolorissement, ce qui pour M. Buzzard est un signe de vieillesse anticipée, il faut prescrire le fer, l'huile de foie de morue, les aliments gras. Peau de chamois en hiver et flanelle en été.

Nous avons aujourd'hui dans la révulsion par le chlorure de méthylène une médication singulièrement active contre un grand nombre de sciatiques, et souvent même symptomatiques.

Le doigt à ressort. — (Dr Marcano, *Prog. médical.*)

On connait le phénomène du *doigt à ressort*, décrit par Notta et par Nélaton, et dû à la présence d'un obstacle, mais franchissable, sur le trajet du fléchisseur atteint. Le rhumatisme dans la plupart des cas, le traumatisme quelquefois produisent cette infirmité, le rhumatisme en créant une nodosité, une saillie hyperplasique du tendon, saillie qui gêne son mouvement dans la gaine. M. Marcano, par une série d'expérimentations ingénieuses, a parfaitement démontré que le tendon épaissi butait dans ces cas spontanés à ses rebords naturels, le tendon du pouce à la gouttière des os sésamoïdes, celui des autres doigts aux bords libres de leurs gaines fibreuses.

C'est le pouce qui le plus souvent présente cette manifestation du rhumatisme. De vagues douleurs, pendant assez longtemps, précèdent l'établissement de la lésion, qui apparait un jour avec ses trois symptômes plus ou moins marqués, nodosités, douleur et ressaut.

Presque toujours le siège de la nodosité est à deux centimètres au-dessus du pli digito-palmaire, au niveau de l'orifice supérieur de la gaine. L'affection peut être très longue et rebelle à tout traitement. Dans ce dernier cas, la chirurgie antiseplique pourrait intervenir.

La médication habituelle est l'immobilité, les badigeonnages de teinture d'iode et l'électricité.

Péritonite rhumatismale aiguë. — (Thèse du Dr A. Vivant).

Niée par certains auteurs, la péritonite rhumatismale aiguë existerait cependant, et les observations du Dr Vivant tendent à le prouver.

Elle existerait sous deux formes, une forme bénigne, la plus fréquente, et une forme grave. Sous la forme bénigne, elle éclate le plus souvent dans le cours d'un rhumatisme, et présente cette brusquerie d'allure particulière aux fluxions rhumatismales. Dans cette forme bénigne, la terminaison est favorable et rapide. Dans la forme grave la mort peut survenir en deux ou trois jours. La péritonite rhumatismale s'observerait chez la femme plus souvent que chez l'homme.

Le salicylate de soude, les narcotiques, les injections de morphine constituent la médication habituelle.

Phlébite rhumatismale. — (Dr Schmitt, in-8° de 100 pages chez Lecrosnier.)

La plupart des phlébites dites rhumatismales ne relèveraient pas du rhumatisme. M. Schmitt ne donne ce nom qu'à celles qui se produisent dans le cours d'un rhumathisme articulaire aigu et cèdent quelquefois avec lui, mais laissent souvent dans la veine une oblitération d'une durée plus ou moins longue. Dans quelques cas une embolie pulmonaire a suivi la thrombose.

D'autres fois la phlébite rhumatismale apparait, quand disparait le rhumatisme des articulations, mais surtout au début de la convalescence. Le malade alors, pendant longtemps et des mois peut-être, gardera de la difficulté dans la marche. Le plus souvent la phlébite rhumatismale affecte les membres inférieurs ; mais on l'a observée aussi aux membres supérieurs.

C'est dans ces cas, dont nous voyons souvent les reliquats à nos stations thermales, que des massages inopportuns peuvent constituer un péril.

Manifestations pulmonaires chez les arthritiques. — (Thèse du Dr Lebreton, d'après des observations recueillies dans le service du Dr Sevestre).

Le rhumatisme du poumon présente trois formes bien distinctes : la forme pneumonique, la forme œdémateuse et la forme congestive.

La forme *pneumonique* se montre en général avec le rhumatisme, mais elle peut apparaître isolément, d'emblée ; et quelquefois à la manifestation sur le poumon succèdera un rhumatisme franc. D'autres fois, le malade aura déjà eu du rhumatisme, ou il aura du rhumatisme chronique, ou l'arthritisme ne se sera manifesté chez lui que par de la dyspepsie, des hémorrhoïdes, de l'eczéma, des démangeaisons, des bouffées de chaleur à la face, ou le malade, arthritique héréditaire, aura eu des accidents pulmonaires à répétition, ou des hémoptysies dont aucune trace ne lui sera restée, ou des symptômes de congestion chronique pulmonaire, des accidents en un mot de la troisième forme du rhumatisme pulmonaire, la forme congestive, et ces antécédents devront faire songer tout d'abord à la nature rhumatismale de l'affection.

Mais le faciès a très souvent aussi un aspect tout particulier, c'est celui du rhumatisant et non du pneumonique : visage pâle, sueurs profuses. Les signes stéthoscopiques sont ordinairement très mobiles. Pronostic en général favorable, à moins que la lésion ne soit d'emblée fort étendue.

Le type *œdémateux* apparait le plus souvent en dehors de toute manifestation rhumatismale. Une dyspnée s'établit peu à peu

chez un homme jusque-là bien portant. Elle augmente, s'accompagne d'une toux pénible avec expectoration abondante. Le malade prend le lit. Il s'y tient assis. Face pâle, sueurs profuses, crachats spumeux, un peu sanguinolents ; à l'auscultation, râles de bronchite. Parfois au contraire le début est brusque, comme celui d'une congestion.

Le salicylate de soude a raison en quelques jours de ces accidents arthritiques. *Morborum naturam*, etc.

La *congestion* est une forme encore, et souvent isolée, de ce rhumatisme pulmonaire. Parfois elle est violente et s'accompagne d'hémoptysies. D'autres fois elle est chronique, se manifestant par ce bruit ou *froissement arthritique*, décrit par M. Collin de St-Honoré; d'autres fois, ses paroxysmes sont nocturnes. Le malade est réveillé par une toux sèche, fatiguante, avec crachats sanguinolents et des douleurs thoraciques. L'attaque dure toute la nuit et une expectoration abondante vient terminer la scène. Il reste, toute la journée qui suit, de la fatigue, un peu de toux et d'expectoration. Par ses récidives vers les mêmes époques de l'année, cette congestion se rapproche de la rhinobronchite spasmodique qui, si souvent selon nous est de nature rhumatismale, et que nous avons observée surtout chez des rhumatisantes, lymphatiques et nerveuses. On a certainement remarqué que par ses paroxysmes nocturnes cette congestion se rapprochait de l'asthme, si fréquemment aussi d'origine arthritique

Traitement : salicylate de soude pour les accidents; puis médication thermale; enfin, iodure de potassium ou de sodium, dont l'action sur le système vasculaire, qu'affecte spécialement l'arthritisme, apparait de plus en plus efficace. (Voir les récents travaux de M. Huchard).

Pseudo-rhumatisme infectieux (D. Mathieu. *Archives de méd.*, mai). — Ces pseudo-rhumatismes se confondent quelquefois avec le vrai rhumatisme. Mais un état typhoïde, des éruptions généralisées, l'albuminurie, l'insuccès du salicylate peuvent les distinguer facilement. — Dans le pseudo-rhumatisme infectieux, il y a coagulation de l'urine par l'acide nitrique, absence de coloration rouge foncée et de sédiments uratiques. L'albuminurie est toujours exceptionnelle, à moins d'embolie rénale, dans le rhumatisme vrai. (Bouchard, *Gaz. hed.* n° 34, 1883).

Arthrite de la grossesse. — Le Dr Mercier *(Thèse de Paris)*, décrit cette arthrite qui, mono-articulaire, indolore, rebelle aux médications habituelles, et par exemple au salicylate, peut se prolonger pendant plusieurs mois, mais ne se termine presque jamais par l'ankylose ni par la suppuration, et finit d'ordinaire avec l'accouchement. C'est un sujet à étudier encore, car les caractères de cette arthrite sont singuliers, et l'arthrite blennorhagique, qui lui ressemblerait quelque peu, en diffère par bien des points.

Comme l'arthrite blennorrhagique, toute spéciale aussi, cette arthrite de la grossesse n'est donc pas modifiée par le salicylate de soude.

Rétraction de l'aponévrose palmaire dans le diabète. — (Thèse du Dr Viger.)

Il faudra désormais distinguer la rétraction palmaire due au diabète de celles qui sont consécutives au traumatisme, à des frottements répétés, ou qui sont d'origines rhumatismale et goutteuse. Marchal de Calvi avait signalé cette forme diabétique.

Mais il faut observer que le diabète n'est souvent qu'une modalité de l'arthritisme.

M. Viger ayant rencontré cette rétraction dans un cas de polyurie non sucrée, croit qu'on pourrait expliquer cette rétraction par une déshydratation des tissus.

Rhumatisme blennorrhagique. — M. Davis-Colley dans le Guyp's hosp. Reports 1883, p. 187, distingue trois variétés de ce rhumatisme : la synovite, l'arthrite, l'inflammation des tissus fibreux en dehors des articulations.

Son travail se rapporte à la seconde variété, l'arthrite, dont la fréquence est la même chez les deux sexes. Il faut tout d'abord pendant toute la période aiguë, guérir l'écoulement et soumettre les articulations à un repos parfait, sous une compression bien égale ; enfin, cette période passée, il faut leur faire exécuter des mouvements passifs.

L'iodure de potassium est peut-être le meilleur médicament dans bien des cas; mais il faut attendre pour l'employer que l'écoulement soit arrêté, car l'iodure le pourrait exciter.

Nous obtenons d'ordinaire à Aix, dans des cas chroniques et rebelles, des résultats très heureux par le massage sous la douche sulfureuse chaude, et par les vapeurs locales.

Arthritisme et traumatisme. — Dans ses *Nouveaux éléments de pathologie chirurgicale générale,* M. Terrier confirme sur les rapports de l'arthritisme et du traumatisme les idées du profes. Verneuil, et les travaux de M. Besnier, de M. Charcot, de M. Berger. On les connaît assez, pour que nous n'ayons qu'à les rappeler ici.

Arthritisme. Sa médication par l'iodure. — M. Huchard (Leçons cliniques de l'hôp. Tenon), a mieux que personne démontré les effets heureux de la médication iodurée sur l'aortite, sur l'artério-sclérose, et sur les affections cardiaques d'origine artérielle, consécutives à la sclérose des artères coronaires. Or, l'arthritisme présente fréquemment parmi ses manifestations redoutables l'artério-sclérose, cette rouille de la vie, selon l'expression pittoresque du Pr Peter. M. Huchard conseille donc aux arthritiques, et pendant des mois ou des années, l'emploi quotidien de l'iodure de potassium ou de sodium à la dose de 0,20 à 0,30 cent. par jour.

Migraine. — M. Huchard, dans ces mêmes leçons, recommande le bromure de potassium, dès le début, et à la dose en une seule fois de 3 grammes 50 cent. à 4 grammes. C'est aussi la pratique de Morton et de Bartholow en Amérique. Quelquefois l'on peut joindre à cette médication des pulvérisations d'éther au niveau de la région ciliospinale de la moelle. M. le Prof. Girard, de Marseille (*Marseille médical*), vante contre la migraine l'emploi de la menyanthe (*trèfle des marais, menyanthes trifoliata*, L.), conseillée déjà contre la goutte.

Feuilles de menyanthe, 10 gr. en 20 paquets. Faire bouillir chaque paquet dans 100 gr. d'eau, l'édulcorer avec une cuillerée à bouche de sirop de valériane, 2 fois par jour.

Prophylaxie de la migraine par l'alimentation végétale. — (*Practitionner*. Dr A. Haig). Cas d'un jeune homme de 30 ans, torturé de migraines atroces, revenant jusqu'à trois fois par semaine, et qui s'en guérit, en ne prenant plus qu'une nourriture purement végétale. Plus tard, il ne supporta la viande de boucherie, qu'en buvant chaque soir 2 ou 3 tasses d'eau chaude. Nous croyons l'eau chaude, très légèrement aromatisée, fort bonne pour les arthritiques, et quand on leur prescrit des tisanes, comme la tisane de frêne, il importe selon nous qu'elle soit prescrite assez chaude. Nous partageons à ce sujet l'opinion du Dr Bouchard. La chaleur de certaines eaux minérales n'est pas un facteur inutile, dans leur action sur les uricémiques.

Sciatique traitée par les pulvérisations de chlorure de méthylène. — On sait que cette médication a été introduite dans la pratique par M. Debove avec d'excellents résultats.

M. Desnos a guéri ainsi quelques sciatiques rebelles, même symptomatiques.

Dans un cas, M. Sevestre n'a réussi qu'après huit applications, à 10 ou 15 jours d'intervalle.

Les eschares ne se produiraient, selon M. Debove, qu'à la suite d'une pulvérisation trop prolongée.

Cette médication pourrait heureusement aussi s'appliquer au lombago, au rhumatisme musculaire, à l'hypéresthésie plantaire.

L'on ne doit pas oublier que la pigmentation de la peau, consécutive à ces pulvérisations, empêcherait de les employer à la face.

L'acide carbonique solidifié n'aurait pas cet inconvénient, mais le manier est jusqu'ici fort difficile.

Le froid obtenu est de 23°.

La douleur est moins vive que celle de la cautérisation par le feu. Cette congélation produit un érythème, mais rarement la vésication.

Mais la sciatique n'est le plus souvent qu'un symptôme de maladie diathésique, et la guérison par le procédé nouveau, si utile et si merveilleux parfois de M. Debove, ne doit pas certainement faire oublier ou négliger la thérapeutique de la maladie générale que cette névralgie manifeste.

Médications du rhumatisme en Angleterre (Dr Dyce Duckworth. The Year-Book of treatement for 1884. Cassel and Co, London). — La médication par le *salicylate de soude* garde encore dans le rhumatisme toute sa supériorité. Certainement, dit M. Dyce Duckworth, le salicylate ne réussit pas toujours, et des rechutes sont souvent observées après son administration ; mais presque toujours, c'est qu'il a été dès l'abord trop timidement donné, et aussi qu'il a été suspendu trop tôt. M Dyce Duckworth en donne à un adulte 20 grains toutes les 2 ou 3 heures, jusqu'à amélioration, ne donne ensuite la même dose que 3 ou 4 fois dans les 24 heures, et il diminue graduellement ainsi jusqu'à ne plus donner qu'un ou deux grains chaque jour. Il faut maintenir son influence sur l'organisme pendant un temps assez long, et supprimer la nourriture animale pendant 8 ou 10 jours au moins, après la disparition de toute douleur et la chute de la température fébrile. Quand le malade revient à une alimentation plus forte, il est bon pour lui de continuer l'usage du salicylate, et par exemple, d'en prendre une dose quotidienne de 10 ou 15 grains pendant 10 jours au moins.

Si le salicylate de soude ne réussit pas, il faut essayer la médication alcaline, ou seule, ou combinée avec le traitement par le salicylate.

Dans les cas très rebelles et dans quelques-uns où le salicylate semble échouer, le traitement par la quinine unie à l'iodure de potassium ou à d'autres sels de potasse, rend quelquefois de grands services.

Les symptômes de dépression cardiaque sous l'influence du salicylate sont heureusement combattus par de petites doses de brandy donné dans du lait, une ou deux onces par jour ; et contre les sueurs profuses, c'est aussi le meilleur remède. Autrement, tout les excitants sont proscrits.

La *Salicine* est fort peu employée.

La *Kairïne* (hydrochlorate d'oxychinoline-éthyl).

Son action se rapprocherait de celle de la salicine ; mais le traitement du rhumatisme par la kairine n'offrirait jusqu'ici encore, d'après M. Dyce Duckworth, que des résultats incertains.

La kairine est plutôt un antipyrétique qu'un remède contre le rhumatisme, tandis que les composés salicyliques possèdent les deux propriétés, d'être antipyrétiques et de calmer les douleurs rhumatismales, comme le prouvent des observations nombreuses de douleurs rhumatismales apyrétiques, où ils se sont montrés parfaitement efficaces.

Le Chloroforme ammoniacal. — Le Dr W. R. Richardson (*The Asclepiad,* p. 158, avril 1884), conseille dans le rhumatisme aigu l'inhalation de ce chloroforme composé. Ces inhalations agiraient comme antipyrétiques et calmantes, et maintiendraient l'alcalinité et la fluidité du sang. On mélange, pour former ce chloroforme composé, une partie de solution concentrée d'ammoniaque dans l'alcool (spir. ammoniœ, Pharm. Lond. 1836) à une partie de chloroforme. Deux drachmes fluides sont versés dans l'inhalateur et sont lentement respirés pendant une demi heure, jusqu'à un léger sommeil, mais non à un sommeil complet. Cet état peut être maintenu sans danger pendant quelques heures. La température a été réduite de 2° Far. en quatre heures et de 4° Far. en douze heures.

Rhumatisme noueux. Chronic rheumatic arthritis des Anglais.

M. Dyce Duckworth croit que la médication générale qui convient à la plupart des manifestations rhumatismales convient aussi à ce rhumatisme.

Les principes de sa médication doivent certainement varier avec les causes qui le provoquent. Mais l'on n'obtiendra d'amélioration que si la nutrition générale et le système nerveux sont rétablis dans des conditions meilleures. Toutes les causes d'épuisement et de dépression seront écartées. L'alimentation sera bonne et variée ;

M. Dyce Duckworth recommande le fréquent usage d'aliments contenant du soufre, tels que les oignons, les végétaux crucifères, la moutarde.

L'habitation sera bien abritée, sèche, un peu élevée, bien exposée au soleil. Résider quelques années s'il est possible dans les pays très chauds.

Médication : huile de foie de morue, iodure de potassium, à la dose de dix à quinze grains, fer, arsenic et soufre.

Dans les premières périodes de la maladie, vésicatoires, marteau de Mayor, cautère actuel contre l'inflammation ; exercice imposé aux articulations le plutôt possible ; eaux sulfureuses chaudes.

Pour les douleurs très vives du début, les salicylates ; quand la maladie est avancée, l'opium et le bromure réussissent beaucoup mieux.

M. Dyce Duckworth atttribue au système nerveux une part d'influence considérable dans la production de ce rhumatisme. Nous partageons son opinion : mais cette question de pathogénie mérite de très longs développements, que nous ne pouvons lui donner ici.

Rhumatisme aigu chez un nouveau né, traité par le salicylate de soude. — *(Lancet et Revue des sciences médicales).*

Femme enceinte de 8 mois prise de rhumatisme articulaire aigu ; le troisième jour on lui donne du salicylate ; le cinquième jour disparition des douleurs, mais accouchement ; le rhumatisme dura cinq semaines.

L'enfant, presque aussitôt après sa naissance, manifeste aussi des accidents de rhumatisme, fièvre 40° ; pouls à 170 ; rougeur vive et gonflement douloureux à l'épaule et au coude du côté droit. Salicylate de soude, vingt-cinq cent. toutes les deux heures, le premier jour ; ensuite on diminue les doses ; après vingt-quatre heures du traitement la température était tombée à 38°, 50° et le pouls à 140°. Le salicylate fut donné pendant 8 jours sans inconvénient, guérison en trois semaines, rien au cœur.

L'accouchement ne fut-il pas ici provoqué par le salicylate de soude ? nous croyons qu'il faut en user avec les plus grands ménagements chez les femmes enceintes.

Traitement de l'hydarthrose chronique par l'emploi des lavages phéniqués.

C'est l'opération de Schede, que M. L. Labbé recommande, avec M. Jules Bœckel, de Strasbourg, et M. Lédentu. Cette méthode serait applicable à tous les épanchements, anciens et rebelles.

L'articulation est ponctionnée avec un fort trocard : le liquide évacué, on injecte une solution phéniquée à trois ou cinq pour cent, et on ne cesse l'injection que quand la solution ressort tout à fait limpide. Puis sur la plaie faite on place de la baudruche collodionnée; et l'articulation enveloppée d'une large couche de ouate est immobilisée dans une gouttière.

La réaction est le plus souvent très légère, si l'on a toutefois évité complètement l'introduction de l'air pendant l'opération.

M. Marc Sée, sans repousser cette opération, croit que la compression par la bande de caoutchouc suffit contre l'hydarthrose et contre des épaississements anciens et des altérations de la synoviale.

Il semble que le procédé de M. Sée doivent ses heureux effets à la compression toute particulière, plus continue de cette bande; car la compression par la toile simple et la ouate, essayée depuis longtemps, n'a certainement pas aussi bien réussi.

La bande élastique a été appliquée avec succès en Amérique par le Dr Hall *(Cincinnati Lancet and Clinic)* à l'arthrite aiguë par traumatisme, dès le début des accidents et pendant six à dix jours. Il lui fait succéder l'emploi d'un appareil platré amovo-inamovible, et joint à l'application de la bande, celle de la glace ou l'élévation du membre.

Traitement médical de l'hygroma. — (Dr Dublassy, d'Oullins. *Jour. de méd. et de chir. prat.*, 1884).

Sa méthode réussirait toujours et contre des hygromas anciens, vieux de deux ans par exemple et même du volume d'une orange.

Vésicatoire volant sur la surface; trois jours après, emplâtre de vigo *cum mercurio;* compression légère par une bande roulée, l'emplâtre et la bande sont gardés huit jours.

Traitement chirurgical de l'hygroma. — L'hygroma, d'après M. Trélat, quand il est peu étendu et n'est pas très ancien, peut être en effet traité par le vésicatoire et par la compression. Dans l'hygroma volumineux on voit échouer souvent l'injection iodée. Enflammé, on peut l'ouvrir, le gratter très énergiquement et terminer par le pansement de Lister. Mais depuis quelque temps, M. Trélat préfère son extirpation totale, et le traite comme une tumeur.

Manaca. — On a essayé en Amérique contre le rhumatisme chronique déformant *(Therap. Gaz. det.*, oct. 1883, p. 140. Dr Gottheil, *Charit, hosp. New-York)*, un médicament nouveau, le *Manaca* dont l'excellente extra-pharmacopeia de W. Martindale, 3e édit. ne parle pas et sur lequel nous n'avons pu nous procurer encore aucun renseignement. Le Manaca aurait été donné avec succès dans un certain nombre de cas. Ajoutons pour mémoire les essais tentés aussi pour la cure du rhumatisme et de la goutte avec l'huile de chaulmugra, les racines de carnauba, l'asclepidine, le boldo, le coto, le guaco, le mudar, l'huile de udilo, le pougamia glabra. Nous reviendrons un jour sur tous ces médicaments à l'étude, et dont la plupart nous viennent d'Amérique.

Traitement de la névralgie faciale par la salicylate de soude. — (Dr Focquet, *arch. de méd. belges.)*

Névralgie du trijumeau, essentiellement et certainement rhumatismale, qui avait résisté à toutes les médications, et immédiatement guérie par le salicylate de soude à la dose de deux grammes trois ou quatre fois par jour.

L'antipyrine.

Le nouveau médicament recommandé contre l'hyperthermie est donné par M. Huchard à la dose d'un gramme toutes les deux ou trois heures, jusqu'à défervescence suffisante.

Le médicament est très soluble et presque insipide. Chez un enfant de deux ans 1/2, huit centigrammes d'antipyrine ont fait en une heure tomber d'un degré 1/2 la température. Il faut compter environ cinq à vingt centigrammes par année ; l'élimination a lieu par les urines et le perchlorure de fer y décèle l'antipyrine par une réaction rouge caractéristique. Pour M. Dujardin-Beaumetz c'est un phénol. Une contre-indication de son emploi sera certainement toute lésion rénale qui en troublerait l'élimination. Hénocque a signalé une action de l'antipyrine sur les vaisseaux et sur la contractilité des capillaires, qui en fait un agent hémostatique très précieux et peut-être un médicament très utile au début des congestions. La température reste abaissée pendant sept et vingt heures. Moins amère que la quinine elle n'est pas nauséeuse comme la kairine essayée à l'étranger surtout (Dr Alexander), *(Breslauer Æertz. Zeitsch*, 1884, n° 11) contre le rhumatisme aigu. Elle s'est montrée là sans action spéciale. D'après Alexander, elle cause quelquefois des vomissements, mais chez la femme plus souvent que chez l'homme.

La Thalline ou tétra-hydroparamethyloxy-quinoline, dérivée de la quinoline (Huchard, *Union méd.)*, se rapproche de l'antipyrine par ses propriétés antithermiques.

Employée aussi contre l'hyperthermie du rhumatisme, elle abaisserait la température jusqu'à la normale et sans accident consécutif. Comme l'antipyrine elle ne guérit ni la fièvre rhumatismale, ni la fiève intermittente, elle abat la flamme, mais elle n'éteint pas l'incendie.

La dose de sulfate de thalline employée comme antithermique est de vingt à cinquante centigrammes. Comme quelquefois après l'antipyrine, des sueurs abondantes accompagnent la chute de la température, qui s'obtient d'ordinaire en deux ou trois heures. La fièvre revient au bout de quatre ou cinq heures. L'emploi de la thalline n'est pas comme celui de la kairine suivi de vomissements, de cyanose ou de collapsus.

Étendues, les solutions des sels de thalline ont une saveur aromatique assez agréable. Dans le rhumatisme, elle ne fait qu'abaisser la température, mais elle n'agit ni sur les douleurs ni sur la durée de la maladie.

La kairine, très amère et nauséeuse et qui, expérimentée par le Dr Carter de Liverpool *(Liv. méd. chir. jour. janv.* 1884), dans un cas de rhumatisme où le salicylate avait échoué, lui donna un succès (quinze grains en deux fois, pour faire tomber la température), parait un médicament dangereux (observ. de Brouardel, Loye, Quinquaud, Société de biologie, 4 mai). Elle agirait sur l'oxyhémoglobine et la détruirait.

Traité théorique et pratique du massage par le Dr Norstrom.

Le massage dans le traitement des maladies articulaires, et, par conséquent, dans les différentes formes du rhumatisme, a trop d'importance pour que nous ne signalions pas le traité de M. Norstrom, un élève du Dr Metzger.

Selon nous, il est d'autres moyens que le massage, plus prudents et par conséquent plus sûrs, de traiter les arthrites aiguës, et l'entorse même. Mais nous reconnaîtrons que c'est une des médications les meilleures d'un très grand nombre d'affections chroniques articulaires ou périarticulaires, et des myosites chroniques, des contractures, de l'atrophie musculaire, enfin de certaines affections du système nerveux, de l'hystérie, et de la chorée entre autres. On sait la place importante que le massage tient dans la médication d'Aix, où depuis des années il est si largement et si habilement pratiqué. Contre l'arthrite blennorhagique toujours très rebelle, cette méthode thérapeutique, d'après M. Norstrom, est l'une des plus actives, ce qui expliquerait encore les succès remarquables, obtenus tout particulièrement à Aix contre une affection qui résiste souvent à d'autres médications thermales.

Traité pratique de massage et de gymnastique médicale par le Dr Schreiber.

(In 8°, Doin). Bon manuel pour le praticien. Ces méthodes thérapeutiques, efficaces, puissantes sont restées en France trop longtemps négligées.

Désordres de l'ouïe consécutifs à l'usage du salicylate de soude.— Le salicylate de soude étant de plus en plus le médicament par excellence des rhumatisants, il importe d'en bien connaître tous les effets et tous les dangers possibles. Le *Lyon Médical*, d'après le *Deutsche méd. Woch.* cite une altération de l'organe auditif, avec bourdonnements d'oreille, dysacousie, douleurs, qui suivit l'administration, pendant deux semaines, de 2 grammes de salicylate de soude, donnés chaque jour en deux fois. Les mêmes accidents ont été observés après l'emploi du sulfate de quinine. Les bourdonnements, dans le premier cas, ont persisté 5 ans.

Schilling a observé que l'adjonction du seigle ergoté à l'acide salicylique ou à la quinine pouvait prévenir les accidents.

Accident dû à l'emploi de hautes doses de salicylate de soude.

(*Revue des sciences méd.*, d'après des journaux allemands).

Dans un cas, après des doses quotidiennes de 6 gr. et quand l'apyrexie se fut déclarée, dureté de l'ouie et délire. Dans un autre cas, chez une jeune fille, des doses de 10 à 12 grammes par jour, amenèrent la mort par dyspnée trois jours après le traitement. Dans un autre cas, 8 grammes de salicylate furent pris en deux fois dans l'espace de deux heures ; un quart d'heure après la deuxième dose, pâleur, refroidissement, lypothymies, dyspnée, intermittences du pouls : la malade âgée de 26 ans fut près de succomber.

Dans un cas de rhumatisme apyrétique, et chez une femme encore, après 2 grammes de salicylate pris en deux doses et à deux heures d'intervalle l'une de l'autre, tintements d'oreille, courbature, violent accès de fièvre, qui dura 6 à 8 heures et ressemblait à un accès paludéen.

La dypsnée qui, avec les troubles de l'ouïe et le vertige, est un des symptômes les plus fréquents de l'empoisonnement par le salicylate peut se produire avec des doses de 4 grammes. Elle ressemble à celle qui précède le coma diabétique.

Salicylate de soude. — Le Dr Balette (thèse, Paris 1853), a rapporté plusieurs observations qui tendent à confirmer son action mennorhagique, reconnue par M. Bucquoy. Il réussirait dans dans les cas de dysménhorrhée par congestion utéro-ovarienne et apaiserait les douleurs de la dysménorrhée arthritique.

Dans l'arthrite de la grossesse, il serait dangereux; par son action ocytocique il se rapproche du sulfate de quinine, et la grossesse est en principe une contre-indication de son emploi.

Éruption iodique simulant l'érythème noueux. — (Dr Talamon et Dr Thibierge, *France médicale et Annales de dermatologie*). L'érythème noueux de quelques arthritiques doit être distingué souvent d'une éruption iodique très semblable, et qu'une idiosycrasie particulière pourrait produire chez des rhumatisants soumis à l'emploi de l'iodure de potassium.

Mais M. Thibierge fait observer que dans le cas d'iodisme des teintes ecchymotiques ne suivent pas l'effacement des nouures, et que les nouures n'apparaissent ni à la face postérieure du cubitus ni à la face antérieure du tibia.

Cas d'iodisme suraigu.

(Dr Léger, *Gazette méd. de Picardie*). — Ce cas d'iodisme est observé chez un homme bien portant, 5 heures environ après l'ingestion de 1 gr. d'iodure de potassium. Douleur atroce des sinus maxilaires. Boursoufflure de la partie supérieure de la face. La pression des nerfs sous orbitaires n'est pas douloureuse.

Une injection de morphine apaisa le malade, en attendant l'élimination du poison.

Il faut, selon nous, tenir compte dans ces empoisonnements et de l'idiosynerasie du malade, et de l'état des reins, et de la qualité du médicament.

Effets hémorrhagiques de l'iodure de potassium. — Des hémoptysies ont été observées pendant le traitement ioduré, comparables à des éruptions purpuriques, produites quelquefois par lui.

Traité théorique et pratique de la goutte par le Dr Lécorché. Ad. Delahaye, 1884).

Tout est à lire en cet excellent traité. Ouvrage magistral, qui confirme et qui étend la belle découverte de Garrod. M. Lécorché a spécialement en effet étudié les urines goutteuses pendant la période antérieure aux attaques, période négligée par l'illustre médecin anglais; et ses conclusions sont celle-ci : 1° il y a à toute époque chez les goutteux, c'est-à-dire chez le malade en puissance de diathèse goutteuse, une augmentation de l'acide urique;

2° La gravelle serait toujours de nature goutteuse;

3° Toute manifestation viscérale est due, comme la localisation articulaire, à une décharge de l'acide urique en excès sur tel ou tel organe.

Pour M. Lécorché, la goutte est le fait d'une hypernutrition, et non une maladie par subòxydation, ou par ralentissement de la nutrition.

La médication alcaline, qui est favorable à certains goutteux, fait baisser en effet le chiffre des dissocations azotées. Ralentissant la nutrition, on s'explique ainsi ses avantages et ses périls.

L'expectation en face des manifestations goutteuses est dangereuse, selon M. Lécorché, et il combat avec énergie la temporisation devant l'ennemi.

Le colchique est le véritable spécifique de la goutte, et de tous les accidents goutteux.

Nous recommandons tout particulièrement le chapitre de la thérapeutique.

La Goutte (grand article de 240 p., *Dict. encycl.* de Dechambre). — Véritable traité de la goutte et très important aussi, par M. le Dr Rendu.

« La goutte, pour M. Rendu, est l'expression la plus saillante d'une diathèse, qui tient sous sa dépendance bien des affections pathologiques d'apparence dissemblable. De ce chef, c'est avant tout une maladie générale constitutionnelle se transmettant dans certaines races, très souvent par voie héréditaire et reconnaissant presque toujours pour origine une dyscrasie sanguine, laquelle n'est pas toute la maladie, mais en constitue l'un des principaux facteurs. »

M. Rendu insiste avant tout, et avec raison, sur le traitement préventif de la goutte, et l'hygiène des goutteux. Il paraît pencher de préférence vers l'expectation, en face de l'accès de goutte aiguë, tout en admettant qu'on doit soulager les malades et abréger parfois la durée trop longue de l'accès.

L'indication du colchique se pose d'après lui dans les attaques d'excessive intensité, qui ne cèdent pas à une médication calmante et diurétique, et surtout au décours de la crise, après qu'elle a duré une semaine ou plus.

M. Rendu craint aussi le salicylate de soude. Mais tout au moins a-t-il raison, selon-nous, de redouter, même sans contre-indication très nette du côté des reins ou du cœur, les doses de 6 grammes d'emblées recommandées par M. Sée. Nous croyons comme M. Rendu qu'il faut essayer d'abord l'idiosycrasie du malade, et ne commencer que par des doses de 2 à 4 grammes, fractionnées d'heure en heure.

Comme Garrod, comme M. Lécorché, il reconnait les mérites pour les goutteux atoniques de certaines sources thermales, telles qu'Aix-les-Bains, Luchon, Barèges, si longtemps redoutées par les malades et les médecins, malgré les succès obtenus à Aix-la-Chapelle et obtenus aussi à nos stations françaises.

Théorie nerveuse de la Goutte, par Dyce Duckworth. (Trad. de Sordes. Asselin. 1884).

M. Dyce Duckworth, l'un des médecins qui certainement en Angleterre ont le plus étudié et connaissent le mieux le rhumatisme et la goutte, et dontles idées se rapprochent singulièrement des idées qui nous paraissent dominer aujourd'hui dans l'École française, donne dans deux mémoires, traduits par M. Sordes, une origine nerveuse à la goutte. Il reprend et développe dans cette remarquable étude les idées de Cullen, de Copland et de Braun.

Dans son premier mémoire, il appelle la goutte une affection neuro-humorale et dans le second une tropho-névrose. Il est certain que l'épuisement nerveux prédispose à la goutte, et cet épuisement peut être héréditaire, ce qui même, selon nous, expliquerait l'infériorité psychique ou physique fréquemment observée chez les descendants des grands hommes. L'on n'a pas assez compté dans l'étiologie de la goutte ce facteur important, la fatigue nerveuse. La goutte est le *morbus dominorum*, la maladie des Maîtres, surtout des maîtres par la pensée. La dyscrasie est évidente, mais l'influence nerveuse la fait naître peut-être, et certainement l'entretient. Curieux travail, très intéressant, et comme le disent les Anglais, *très suggestif.*

La goutte. (Discussion de Wirchow à la Société médicale de Berlin. *Semaine médicale, oct.*).

Pour M. Wirchow, dont M. Lécorché contredit les idées, il n'y a pas connexité entre la goutte, la gravelle et les calculs urinaires. Nous n'insisterons pas sur toute cette partie de la discussion.

L'élimination de l'urate de soude tient surtout à une prédisposition du sujet, ce que prouve l'hérédité de la goutte, et elle n'est pas créée par les aliments azotés en excès, puisque cette élimination peut se montrer chez des sujets qui font un usage minimum de substances azotées.

La goutte peut exister sans manifestations paroxystiques sur les articulations. Ainsi chez certains malades on trouvera dans les reins de l'urate de soude remplissant les conduits urinifères, surtout ceux de la substance tubuleuse, et alors dans la plupart des cas, quand même il n'y aurait eu aucun symptôme d'arthritisme, si l'on examine les articulations, on sera étonné d'y trouver aussi les altérations de la goutte.

En regardant l'un de ces reins, l'on y trouvera les altérations de la néphrite chronique interstitielle, altérations siégeant à leur surface qui n'est plus lisse ; mais l'on n'y trouvera pas de destruction parenchymateuse. D'après Wirchow, le processus se développerait tout d'abord dans la substance corticale, et les conduits urinifères droits ne seraient pris qu'en second lieu. Ce ne sont donc pas les dépôts d'urates, qui causent cette inflammation ; et ce ne sont pas eux non plus qui irritent les articulations, car ces dépots s'observent dans les parties dépourvues de vaisseaux, les cartilages et les ligaments. Or, l'inflammation ne débute pas là, mais dans la synoviale, où l'urate de soude n'est pas déposé. C'est donc l'urate en dissolution dans le sang, et non ses dépôts par eux-mêmes qui sont cause de l'irritation inflammatoire pour le rein comme pour l'articulation, et la goutte peut ainsi exister, être dans le sang, et créer une néphrite, sans qu'il y ait de dépôts d'urates dans un point du corps.

Orchite goutteuse. - - M. le Dr Guyot signale une orchite chez un goutteux, orchite alternant avec des accès de goutte, et qui disparut sous la seule influence du repos. Cette orchite était certainement pour lui de nature goutteuse.

M. Millard a observé un cas semblable.

M. Letulle (*Soc. méd. des Hop.*), M. Rendu, M. Vallin reconnaissent l'existence de l'orchite goutteuse déjà signalée par Hunter et Gendrin.

Goutte. — Le Dr H. Colley March (*Liverpool, méd. chir. journal*, juillet 1884.) (Goutte, son traitement scientifique et empirique en corrélation avec la théorie chimique), recommande pendant l'attaque aiguë la lithine et la potasse à l'intérieur, et localement des lotions avec un mélange à parties égales de vin de colchique, de liqueur d'opium sédative, et de glycérine. Contre les dépôts d'urates, il conseille les courants continus, et de la façon suivante : l'articulation bien lavée, et une ligne de vaseline tracée tout autour d'elle pour prévenir la dispersion de courants superficiels, on place les électrodes, formés d'éponges très mouillées, l'électrode pos. trempé dans une solution de carbonate de lithine, et le nég. dans une solution de nitrate de potasse. En procédant ainsi, mais avec suite et quelque temps, les urates de sodium, de calcium, de plomb même seraient peu à peu éliminés.

M. Colley March croit que le froid a une grande influence sur la précipitation de l'urate de soude. Il croit aussi que le carbonate de lithine a peu d'effet sur sa dissolution; la liqueur de potasse au contraire en serait un dissolvant énergique.

Les benzoates sont revenus en faveur depuis que Garod les a recommandés dans ses *Lumleïan Lectures*. Le benzoate de lithine est maintenant très employé aux différentes périodes de la goutte. Le Dr March (l. c.) critique la théorie qui le fait employer; mais il regarde l'acide benzoïque, comme utile, parce qu'il présente une grande ressemblance chimique avec l'acide salicylique, M. Dyce Duckworth qui signale le travail du Dr March *(The Year book of treatment*, London Cassel, 1884*)*, ajoute qu'il a essayé le benzoate de lithine dans des cas de goutte chronique avec dépôts tophacés, et qu'il en a retiré de bons effets.

Salicylate de soude. — Toujours très employé dans l'accès de goutte aiguë. M. G. Sée le préfère au colchique. M. Dyce Duckworth, ne croit pas qu'on doive dans la pratique remplacer le colchique par le salicylate. Le colchique réussit souvent à calmer des douleurs de goutte, quand le salicylate avait été sans effet. Le contraire peut être vrai, mais plus rarement.

Guaiacate de lithine. — Rien de nouveau n'a été publié sur l'emploi de ce médicament, recommandé par Garrod. Il parait s'appliquer surtout aux cas de goutte atonique (Dyce Duckworth).

L'iodoforme. — Le Dr Testa *(Gazz. med. Italie Prov. Venet.* 31 *mai* 1884, *et med. Rec. juillet* 1884*)*, recommande l'iodoforme dans la goutte. Localement, sur l'articulation douloureuse Moleschott s'en est servi avec quelque avantage. Testa recommande son usage interne, Fubini et Spallita ayant démontré qu'il excitait les échanges moléculaires, et augmentait l'excrétion de l'urée. Testa ne présente qu'une observation où cette médication aurait en effet diminué la production de l'acide urique. Aucun travail ultérieur n'a confirmé cette opinion.

L'eau chaude en boisson. — Cette méthode est en vogue, et parait donner de bons effets. Les Anglais et les Allemands boivent en mangeant trop peu d'eau. Trois tasses d'eau chaude, à la température où l'on boit le thé chaud, seront prises le matin, à midi et le soir; en même temps, l'alimentation sera sobre. L'eau pure de sels de chaux sera préférée par ceux qui sont disposés à la goutte. (*V. Practitionner*, *juillet* 1884, un travail de Launder Brunton, sur l'action des diurétiques, et la diète des goutteux).

Acide Benzoïque. — Le professeur Latham de Cambridge (de la formation de l'acide urique chez les animaux, ses relations avec la goutte et la gravelle, Lighton, Bell et C° 1884), cherche à prouver que la production de l'acide urique est due à une transformation incomplète de la glycocine en urée. La glycocine parait provenir de la bile, et directement aussi du canal alimentaire. Dans le foie elle s'unit à l'urée, déjà produit par la transformation d'autres corps amidoïdes tels que la leucine, et elle est convertie en hydantoïne, ou en un corps similaire, puis passant dans les reins pour s'y combiner avec un autre molécule d'urée, elle formerait de l'urate d'ammoniaque dont une portion passerait dans la circulation et s'y convertirait en urate de sodium. L'exercice et le régime diminuent la production de la glycocine qui peut être expulsée par les laxatifs, tels que le calomel, la rhubarbe, ou les cathartiques salins. L'acide benzoïque agit en se combinant avec la glycocine et en prévenant la formation de l'acide urique qui s'élimine à l'état d'acide hippurique.

Mais quand il existe un excès de glycocine, passant alors sans transformation dans le sang, l'acide benzoïque s'en empare et prévient sa transformation en acide urique. S'il en est assez donné, il peut déjà rendre l'acide urique contenu dans le sang plus soluble et plus apte à l'élimination. Le Dr Latham préfère l'acide salicylique à l'acide benzoïque, si l'urine est sans albumine, et il en donne dans la goutte chronique de trente à quarante-cinq grains par jour, avec le régime lacté, suivi pendant quinze jours.

Il donne l'acide en pilules avec de la glycérine et de la gomme arabique ou en potion avec un peu plus de trois fois sa quantité de phosphate de soude qui le dissout, et agit aussi comme dissolvant de l'acide urique. Le remède agit d'autant mieux que le malade évite la nourriture animale et emploie seulement une diète lactée ou féculente.

L'iodure de potassium. — L'explication que donne le Dr Latham de ses bons effets est celle-ci : l'iodure dans le sang prévient la combinaison de la glycocine avec d'autres substances et a aussi une action dissolvante sur l'acide urique.

Les chlorures de sodium et d'ammonium agiraient de la même façon. Dans l'intervalle des accès de goutte, le Dr Latham recommande la noix vomique et l'arsenic comme des toniques du système nerveux. (Dyce Duckworth. -- Year Book of treatment, for 1883. — Cassel, London.)

Bibliographie du Rhumatisme et de la Goutte

France

BERTHOLON. — De la parenté du rhumatisme et de l'impaludisme, étudiée d'après les données de l'ethnographie et de la climatologie. *Lyon méd.* 1883, x liv. 321 ; 356; 459; 556; 1884 XIV. 147; 215 ; 284; 323.

NOTTA (M). — De la pathogénie du rhumatisme et de la valeur de la théorie spinale. *Union méd.* Par. 1884, 3 s. XXXVII, 1107.

TROLARD. — Le rhumatisme, sa nature, *Alger méd.* 1884, XII, 1, 7,

PAGNIER Ernest. — Essai sur l'étiologie du rhum. art. aigu. Par. 1884, 102 p. 4° N° 304.

BARTH (H). — Rhumat. et pseudo rhumat. *Union méd.* Par. 1883. 3 s. XXXVI. 1061-1068.

DESCROIZILLES.— Du rhumatisme noueux infantile. Son étiologie et son traitement, ib. 977, 983.

BUOT (O). — Du pseudo-rhumat. typhique. Par. 1883, 8°.

ANTONOFF Alexandre. — Contribut à l'étude de l'érythème et du purpura hémorrh. dans le rhumat. aigu. Nancy, 1883. 45 p. 4°, n° 181.

LEROUX. — Rhum. art. aigu gén. ; bronchite et emphys. ; plus tard., artériosclérose général,., aortite aiguë ; dilatation de l'aorte, accès pseudo-asthmat., hypertrophie cardiaque ; néphrite intert. ; mort subite. *J. d. Conn. méd. prat.* Par. 1883, 3 s. v. 385.

MALDANT. — Subluxation de la hanche dans le cours d'un rhumat. art. aigu. *Médec. Par.* 1882, IX, n° 48.

MATHIEU (A). — Sur une forme de détermination rhumatoïde qui survient chez les rhumatisants sous l'influence de la fatigue. *Arch. gén. de Méd.* Par. 1884, II. 5-21

GRANCHER et ARTAN. — Rhumatisme aigu grave ; asystolie précoce. *Gaz. d. hop.* Par. 1884. LVII. 521.

LEROY. — Essai sur la fièvre rhumatismale sans manifestations articulaires, observée chez les enfants. *Bull. méd. du Nord.* Lille, 1884, XXIII. 173-176, 211, 225, 1 diag.

SORBETS (L). — Rhumatisme polyarticulaire chronique compliqué d'endocardite valvulaire mitrale ; bronchite catarrhale double généralisée ; cirrhose atrophique : pellagre. *Gaz. d. hôp.* Par. ; 1884, LVII. 450.

SOREL (E). — Rhumatisme articulaire compliqué de manifestations viscérales : périodicité de ces derniers accidents ; résistance au sulfate de quinine pris par l'estomac et succès par les injections sous cutanées de ce médicament. *Gaz. méd. de Picardie.* Amiens. 1884, 11, 86.

MÉNIERE (E). — Rhumatisme articulaire aigu à début auriculaire. *Bull. et mém. sec. fran. d'otol. et laryngol.* Par. 1883, 84, 1, 61, 67.

COUTURIER. — Rhum. céréb. forme atasique et comateuse; hyperthermie except.; guérison par la méthode hydroth. *Loire méd.* Saint-Etienne 1884, iii 145-148.

PADIEU. — Phlébite et autres manifestations de nature rhumat. *Gaz. méd. de Picardie.* Amiens. 1884, ii, 104.

CHENANTAIS. — Rhumatisme articulaire; endocardite légère; embolie cérébrale : guérison rapide. *Gaz. méd.* Nantes, 1883, 4 II. 123.

TROISIER (E). — Les nodosités rhumatismales sous cutanées. *Union méd.* Par. 1884, 3 s. XXXVII, 385; 393; 429; 453.

WIDAL (F). — Des nodosités rhum. à longue durée. *Gaz. hebd de méd.* Paris 1883, 21, XX. 825.

RENAULT (A). — Observation de rhumatisme polyarticulaire, à début exceptionnel et à complications viscérales multiples. *Union méd.* Par. 1884, 3 s. XXXVII, 99, 103.

SCHMITT (S). — De la phlébite rhumatismale. Par. 1884, Delahaye et Lecrosnier, 8°.

ŒTTINGER. — Rhumatisme articulaire subaigu; modification des symptômes articulaires par la coexistence d'une néphrite antérieure. *France méd.* Par. 1884; i 65, 68.

LUGEOL. — Sur un cas insolite de rhumatisme cérébral. *Mém. et bull. Soc. de méd, et de chirurg.* de Bordeaux. 1882 1883, 217, 221.

BURUENA Bernardo. — Du rhumatisme oculaire et de quelques formes peu communes. Par. 1884, 54 p. 4°, N° 276.

LEROUX. — Rhumatisme et pseudo-rhum. infectieux. *J. d, con. méd. prot.* Par. 1884, 3 s. VI, 305.

JACCOUD. — Rhumatisme à caractère viscéral; traitement. Praticien Par. 1883 in 623-627.

GROS. — Du rhumat. coïncidant avec l'âge critique et de son trait. par les eaux de Lamalou l'Ancien. Nice, méd 1883. 4. VIII. 17-22.

CADET de GASSICOURT. — Traité clin. des mal. des enfants. 3 vol. in-8°, Doin, Paris.

J. SIMON. — Confér. sur les mal. des enf. IIe vol. Lecrosnier.

Angleterre, Amérique, etc.

QUINLAN (W. W.) Case of rheumatic fever, with hyperpyrexia, wet packing. *Brit. M. J. Lond.*, 1884. 1. 1145.

MOORE (N).— Rheumatic arthritis from a Roman tomb. *Tr. Path. Soc. Lond.* 1882-83-XXXIV, 226.

LEGG (J. W). — A Caseof rheumatic purpura, with notes. *St. Barth. hosp. Rep. Lond.* 1883. XIX, 177-196.

MACKENZIE (S). — A Case of subcutaneous nodules occurring ina patient the subject of syphilis, and with very indifinite connection with rheumatism. *Tr. clin. Soc. London*, 1883-13 XVI, 188-190.

LUNN (J. R). — Peculiar deformity of hands etc. most probably of rheumatic origin. *Tr. clin. Soc. Lond.* 1882-83 XVI. 264.

DUCKWORTH (D). — Case of rhumatismal cutaneous, subcutaneous and periostial modules; probable syphilitic'tain. *Tr. clin. Soc. Lond.* 1882-83. XVI, 190, 193.

Two cases of subcutaneous rheumatic nodules. Ibid. 52-54.

LITHGOW (R. A. D.). Case of adynamic rheumatic fever ressembling septicœmia; with secondary pleuro-pneum. of low type. *Lancet*, Lond. 1883 II, 944.

Mc. MUNN (C. A). — On the excretion of urohæmatin in an acute rheumatism and so-called idiopathic pericarditis, *Brit. M. J.* Lond. 1883. II. 1060, 1062.

CAW (J. M.). — An inquiny into the nature of rheumatic. *Edinb. Clin et Path.* J. 1883. 4. I. 937, 939.

British médical Journal. — Certain nerve symptoms in rheumatism. affections. 761. II 1884.

Acute rheumatism. returns to collective Investigation Committee id. 31.

Rh. gonorrheal id. 52. 207 — Rh. and gonorrhea, 593.

Rh. acute, discussion at west Surrey dist. south. east Branch, id 934.

Case of rh. complicated by neuroma, id. 1142.

D[r] ORD. — Relation of Rheumatoïd arthritis chronic, with nerve influence id. 206;

Dr BRACHET.— The treatment of — at Aix-les-Bains. id. 411.

Garland. — Case of rheumatic fever with hyperpyrexia (109 2 f.) following acute tousillitis; ice pack; temporary relief; death, necropsy. *Lancet*, Lond. 1804. ii. 409.

Carter (A. H,). — A case of rheumatic hyperpyrexia. *Birming. M. Rev.* 1884, xv. 97, 106.

Banham (H. F). — Unrhythmical spasmodic torticolis. *Med. Press.* London 1884. N. S. xxxviii. 392.

Hadden (W. N). — Certain nerve symptoms in rheumatic affection. *Brit M. J.* Lond. 1884. ii. 761.*Lancet*, Lond. 1884, ii, 679.

Duckworth (D).— On the nosologicals relations of chronic rheumatism (rhumatoïd arthritis). *Brit. M. J.* Lond. 1884 ii. 263, 270.

Meharry (W. J.). — Acute rheumatism treated with salicylate of soda. *Brit. M. P. Lond.* 1883. ii. 1125

Thomson (D). Rheumatic fever *Lancet*, Lond. 1883. ii. 1122, 1124.

Quinlan. — Two cases of acule rheumatism rapidly cured by large and frequently repeated doses of salicin. (*The Lancet*, 5 mai 1883).

Rév. des sciences médicales, N° 46, 15 avril 1884. p. 471.

Richardson (J. E.). — Observations ou the treatment of acute rheumatisom, with report of cases. *Pro. M. Soc. County Kings Brooklyn* 1883. 4. viii. 221, 226.

Steward (T.G.). — Aix-les-Bains in the treatment of rheumatism; with a suggestion for its further improvement. *Edin. Clin. et Path. J.* 1883. 4. i. 33, 41.

Relly (B). — The indication of treatment in acute rheumatism *Med. Press. et Cir. Lond.* 1883. n. 6. xxxvi; 525, 527.

Beaumont (W. M.). — A shot analysir of fifty cases of rhumatism treated by the Bath thermal waters. *Practitioner*. Lond. 1884, xxxii. 190, 195.

Roth (B). — The treatment of non spasmodic wry-neck (torticolis) *Brit. M. J.* London, 1884. i. 1139, 1140.

Harris (G. A). — Notes of a case of accute rheumat. with hyperpyrexia. with char.; fatal termination. *Indian M. J. Allahabad.* 1884. iii. 240, 248

Devis (C. J.). — A case of acute rheumatisme, hyperpyrexia; treatment by cold immersion; acute œdema of lungs; autopsy *Australas. Méd. Gaz.* Sydney 1883. 4, iii. 196, 199.

Mac Gillivray (Ph.). — On some cases of rheumatic hyperpyrexia. *Austral. M. J.* Melbourne. 1884. N S. vi 241, 244.

Glascow (W. C.). — Slow pulse occuring in a case of rheumatic affection of the joints. St-Louis. *Cour. Méd.* 1884. xii. 20, 22.

Stimson (L. A). — Spontaneous dislocation of the hip joint occuring in the course of acute articular rheumatism. New-York. *M. J.* 1884. xxxix. 101.

Dealon (J. C.). — Rheumatism. *Atlant. J. M.* Richmoud, 1883. 4 i. 361, 370.

Caldwell (J. R. P.) Acute rheum. in a child two montus old. Louisville. *M. News* 1883. xvi. 364.

Pepper (W.). — Sub-acute anl chronic rheumatism; clinical lecture. *North Car. M. J.* Wilmington 1884, xiii. 4, 12.

Cobleigh (E. G.). — Primary rheumatic carditis. *Cinc. M. News,* 1884. M. S. xiii. 505, 508.

Sweringen (H. V.). — Inflammatory rheum. *M. and. Surg. Reporter.* Phila. 1884. 8° i. 474.

May (C. H.). — Statistic of four hundred cases of rheumatism with especial reference to treatment, treated at the. Roosewelt Hospital. N. Y. 1884. Trow. 12. I. 4° (repr. from : *Méd. Rec.* N. Y. 1884.)

Kinnicut (C. P.). — The treatment of acute rheumatism by blisters, *Méd. Rec.* N. Y. 1883. xxiv. 620, 632.

Oppenheimer (L. S.). — Lumbago, its causes and treatment. Louisville. *M. News,* 1884. xvi. 65.

Seelye (H. H.). — The new speeific for rheumatism; being an analysis of one huendred and eigteem cases treated witth the oil of gaultheria. N. York *M. J.* 1884. x li. 542, 544.

Chase (W. B.). — The prophylaxis of rheumatism. *Proc, M. Soc. County Kings.* Brooklyn. 1883, 4. viii. 226, 230.

Edson (B). — Rheumatism. id. 215, 217.

Fairbairn (H). — Acute rheumat.; results of treatment. id. 218, 221.

Tyson (J). — The treatment of rheumatism. Phila. *M. Times* 1883-84. xiv, 303.

Hughes. (C. H.). — Formula for salicylic acid and tonga in rheumatisme neuralgia. *Weekly M. R.* Chicago. 1884. ix, 289.

Caulcwell (C. M.). — Manaca in the treatment of rheumatism; report of fourteen Cases. *Med. rec.* N. Y. 1884. xxvi. 31, 34.

Miller (Katharine). — Electricity in muscul. rheum. and neuralgia, a case. Peoria. *M. Month.* 1884. 5. V, 343.

Leszynsky (W. M). — Treatment of wry neck by sulfate of atropia. *Med. Rec.* N. Y. 1884, xxv. 288, 290.

Allemagne, Russie, Italie, etc.

BOTKIN. — Acute rheumat. of joints. *Ejened. Klin. Gaz.* St-Pét. 1884, 1 v. 161, 177, 193, 200.

WINGE (S.). — Behandling af akut Ledreumatisme. *Forh. Norske Méd. Selsk.* 1 Kristiania, 1884. 30, 37.

HOGNER (R.). — Reumatism och. Pneumonie. Eisa, Goteborg, 1883. VII. 781, 784.

LARSEN (C. F.). — Akut rheumatisme, Norsk Mag. f. Lergevidensk, Christiania. 1884, XIV. 137; 209.

VON BAMBERGER. — Endocarditis in decursu rheumatismi artic. acut.: embolia arteria. fosse silvii. *Alg. Wien. Méd. Ztg.* 1883. XXVIII. 552.

Traitement des paralysies rhumatismales du nerf facial. (Moritz Meyer, Société de méd. de Berlin. *Semaine méd.*, 17 janvier 1884).

MENCHE (N.). — Das Kairin und Seine Anwendung beim akuten gelenk rheumatismus. *Centralblat f. Klin. Méd. Leipz.* 1883. IV. 753, 758.

MAYER (Georges). — 2 cas de rhumatisme articulaire aigu chez les enfants avec nodosités fibreuses sous cutanées. (Berliner Klinische Wochen. No 31. p. No 81, 31 Juillet 1882).

Rev. des sciences méd. No 47. 15 Juillet 1884. p. 210.

BAUMLER. — Discussion über die salicylbehandlung bei acutem gelenkrhumatismus. Berlin. *Klin Voch.* No 44. p. 687. 29. 8o 1883. *Rev. des sciences méd.* No 46. 15 avril 1884. p. 471.

SEELIGMULLER. — Uber die electrische Behandlung des chronischen gelenkrheumatismus und anderer chronischer gelenkaffectionen. *Deutsch Med Wohnschr*, Berlin, 1883. IX. 609.

BAREGGI. — La causa morbosa reumatica. *Gaz. d'osp.* Milano. 1883. IV. 225, 233, 265. etc.

CARDARELLI (A). — Dirturbo circolatorio alla base dell'encefalo in seguito ad azione reumatizzante, con forma di paralisi bulbare, *Riv. clin. d. Univ. di Napoli.* 1883. IV. 67, 69.

CARDARELLI (A.). — Reumatismo spinale con ipertrophia del connectivo perimeningeo. *Riv. clin. d'Univ. di Napoli.* 1883. IV. 91.

DE BARCIA (E. M.). — Artritis reumatica aguda acompanada de neuralgia intercostal del lado derecho y ciatica del lado izquierdo. *Corresp. Méd.* Madrid, 1883. XVIII. 335.

Butler (A.). — Reumatismo poli-articular agudo seguido de endocarditis, neumonia y pleuresia izquierdas y de lesiones valvularas cardio-aorticas, curacion. *Cren. méd.* Lima. 1884. i. 174, 176.

Sierra (D. A.). — Cuales son las causas del rumatismo en Caracas? *Union méd.* Caracas, 1883, iii, 182; 185.

Goutte

Lécorché. — Traité théorique et pratique de la goutte, Paris 1884. A. Delahaye et E. Lecrosnier. 747 p. 5 pl. 8°.

Rendu (H.). — Goutte, *Dict. encycl. d. scien. méd.* Paris 1884. 4. s. x. 6-254.

Testelin (Ch.). — Des œdèmes dans la diathèse arthritique. Par. Lille, 1884. 50 p. 4° N° 257.

Negel. — Œdémes éph. de nat. arthrit. *Prog. Méd.* Par. 1884. xii. 846.

Chauvet. — Note sur une observation d'œdèmes éphèmères de nature arthritique. *Bull. et mém. Soc. méd. d. hop. de Par.* 1884, 4. s. 1. 40, 51.

Brocq (L). — Des nodosités non érythémateuses chez les arthritiques. Par. 1884, Davy 8°. (*J. de méd, de Paris*).

Goldschmidt. — Un cas de dyspepsie goutteuse grave. *Gaz. méd. de Strasbourg.* 1884. 4. s. xiii. 61, 63.

Larcher (O.). — Pathologie comparée. La goutte des oiseaux comparée à celle de l'homme. Paris 1884. Davy 8° (*J. de méd. de Paris*).

Dutil (A.). — Un cas de goutte chronique anormale (tophus de la peau). *Gaz. méd. de Par.* 1884. 7 s. i. 386.

Lebreton. — Manifestations articulaires chroniques chez un goutteux. *France méd.* Par. 1884, i. 675, 677.

Thiriar (J.). — De l'influence du traumatisme sur la goutte. *Press. méd, belge.* Brux. 1883. xxxv. 377.

Bordier (A.). — Influence du milieu social sur la prod. de la goutte. L'homme. Par. 1884. 1107.

Bouloumié (P.). — Des déformations goutteuses et de leur traitement. *Union méd.* Par. 1884, 3. s. xxvviii. 197, 202.

Angleterre, Amérique, etc.

GRANVILLE (J. M.). — The mental element in the etiology of gout. *Lancet*, Lond. 1884. ii. 272.

MARCH (H. C.). — Gout; its scientific and empirical cures, correlated with its chemical sheory Liverpool *M. Chir. J.* 1884. iv. 306. 323.

DYCE DUCKWORTH. — Théorie nerv. de la goutte. 1884, Asselin. trad.

GRANDVILLE (J. M.). — The mental element in the etiology of gout. *Lancet*. Lond. 1884. ii. 272.

SENIER (F S.). — Two cases of rheumatic gout. *Weekly M.* rev. Chicago, 1884, ix, 493.

PROBST (C. O.). — Gout and its production. Columbus. *M. J.* 1884. 5. iii, 193, 198.

MARCH (H. C.). — Gout; its scientific and empirical cures, correlated with its chemical theory. Liverpool, *M. Chirurg. J.* 1882. iv, 306, 323.

EBSTEIN. — The nat. and treatment of gout. *Med Press Cir* London, 1884. N. s. XXXVIII. 369, 371.

LATHAM (D. W.). — The treatment of gout, uric acid, gravel and acute rheumat. *Méd. News* Phila. 1884. XLV. 130. 132.

GRAHAM (D.). — The advantages of massage in rheumatic gout. Boston. *M. et C. J.* 1884. CXI, 197, 201.

Allemagne, Italie, etc.

VIRCHOW. — Ueber gicht. Wien. *Med. Bl.*; 1884, vil. 10, 14.

Id. Demonstration von Gichtprœparaten. Berl. *Klin. wocheschr*; 1884, XXI, 75.

VOIGT (C.). — Gichtanfall in Folge langerer Einwiküng des Bleies. Prag. *Med. wochensch* 1883. VIII. 462.

COESFELD. — Das worth gicht. *Deutsch med. wochschr.* Berl. 1884, x, 149.

FOTHERGILL (J. M.). — Die Gicht in ihren proteusartisgen Ercheinungen and deren Behandlung. Wien. *Méd. Presse* 1883. XXIV. 1387, 1423, 1453.

HOLTZ. — Tisch für gicht und rheumatismus-kranke. Detmold, 1884. 8° 1. M.

BEISSEL (J.) Und G. MAYER.— Aachener Thermal-kur und gicht. Berl. *Klin. woochescher*, 1884, XXI, 200, 202.

EWICH (Otto).—Vortrag über gicht und steinkrankheiten, gehalten m allgemeihen Artzlichen-verein zu Koln am 26 november 1883. nebst gebrauchanweitung für die Eurichs'en mineralweasser. Koln, 1883 A. Ahn, 16 p. 120.

PESTA. — Il jodoformio nella gotta, *Gaz. méd.* stel. *prov. venete.* Padova, 1884, XXVII. 180.

ROCCO (G.). — La gotta et il benzoato di litina. Corigliano Calabro 1884, 8°.

DE LA MUELA (J. B.). — Gota y reumatismo articular agudo en un mismo individuo. *Génio méd. quir.* Madrid. 1883. XXIX, 543, 575.

Aix-les-Bains. — Imprimerie A. Gérente.

www.ingramcontent.com/pod-product-compliance
Ingram Content Group UK Ltd.
Pitfield, Milton Keynes, MK11 3LW, UK
UKHW022142170726
13837UKWH00004B/1730